粪便的科学真相

[加] 爱德华·凯 著
[加] 迈克·希尔 绘

凌朝阳 译

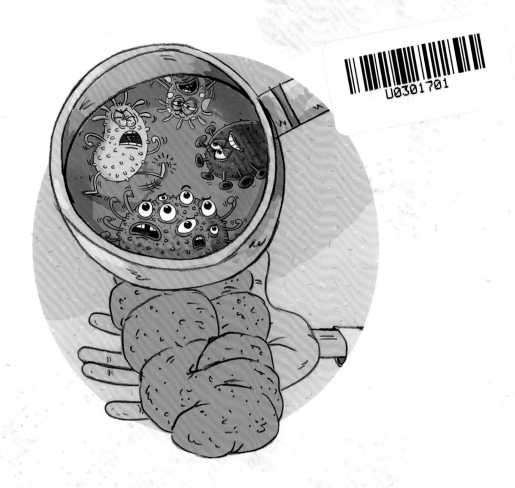

天地出版社 | TIANDI PRESS

活着就要拉屎！

你手中拿着的、很有可能你正坐在马桶上读的这本书，会告诉你关于大小便的一切。这是一本名副其实的粪便手册，也是一本了解屎尿的入门读物。毫无疑问，几乎每个人都会觉得身体排泄物很恶心，但这是生命的一个自然组成部分，也是所有生物为了生存必须做的事情。事实上，排泄物循环还是地球生态循环的一个重要组成部分。因此，请你准备好成为一名排泄物专家、一名厕所文学家吧，**只是不要忘了用肥皂和水洗手！**

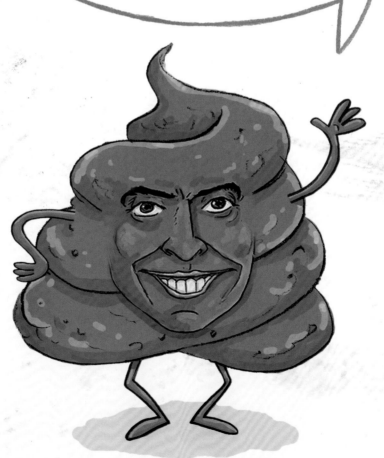

目 录

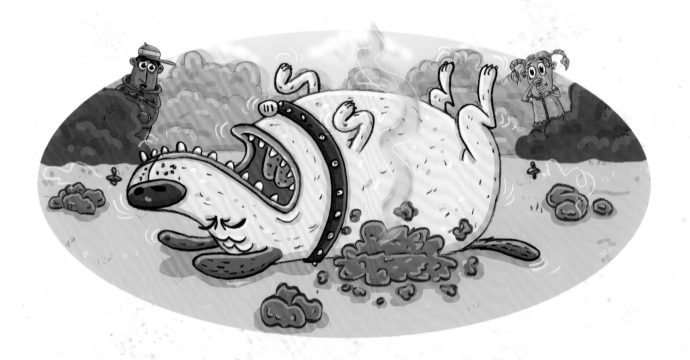

粪便独家新闻！

无法否认：大多数人很厌恶大小便（也称排泄物）。世界上的所有人和他们的文明都非常讨厌排泄物，并将其视为禁忌。

在古代，古埃及人对禁吃大便有明确且严格的规定（但话说回来，他们也崇拜"屎壳郎"，称其为"圣甲虫"）。现在，即使只是说出为排泄物创造的词汇，也会被认为是不礼貌的。

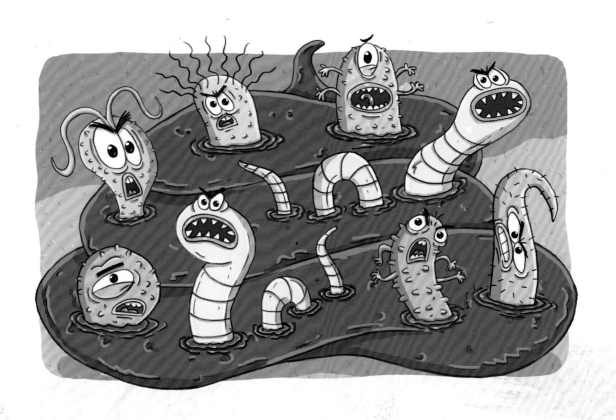

那么，人类为什么会觉得自己的排泄物恶心呢？心理学家认为，这是人们对有害事物的一种本能反应，就像动物本能地怕火一样。

人类的排泄物里有很多有害物质，如沙门氏菌。这些物质会让我们得很严重的病，有的甚至会致死。此外，有害物质的名单上还可以加上一些非常可怕的寄生虫，如绦（tāo）虫和蛲（náo）虫，它们生活在我们的身体内，并通过大便来传播（真恶心）！因此，为了保护自己，我们已经进化到了本能就觉得大便令人作呕——就像我们本能地认为变质的牛奶或腐肉的气味很恶心一样。

为什么你能闻到"屎臭"？

你之所以能闻到大便的臭味，是因为微小的大便"碎片"会飘到你鼻孔里的嗅觉感受器上！很抱歉告诉你这件事情，但这是事实。

分子是物质保持化学性质的最小实体单位。从元素的角度说，1个分子由2个或2个以上相同类型的原子组成。而在化合物中，1个分子由2个或多个不同类型的原子组成。虽然没有大便分子这种东西，但大便中含有其他化学物质的分子，当我们闻到这些化学物质时，就闻到我们认知中大便的气味。

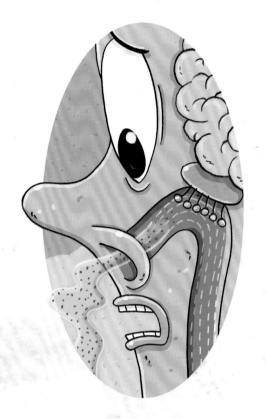

产生大便臭味的物质之一是甲硫醇（chún）。甲硫醇由碳原子、氢原子和硫原子组成，看起来像下面这样。

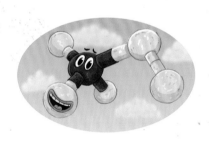

甲硫醇

吲哚（yǐn duǒ）是在大便中发现的另一种化学物质。吲哚分子看起来像下面这样。

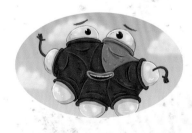

吲哚

甲硫醇、吲哚和其他物质一起形成了我们熟悉的臭味。

我们非常不喜欢粪便，甚至创造了一个词来形容对粪便或拉屎的恐惧：粪便恐惧症。

离不开的排泄物

尽管排泄物令人作呕，但它在人类文明的进程中发挥了重要作用。人们一直与其斗争，甚至在这个过程中学会了使用粪便。

事实上，如果你不制造排泄物，并将它从体内排出的话，身体就无法正常运转。大体上而言，如果活到80岁，你在一生中会产生大约11吨大便——这相当于一辆公共汽车的重量！好在不是同一时间把它们拉出来。另外，你每年的尿量足以填满两个浴缸——但我不建议你在浴缸中撒尿来证明这一点！

尽管排泄物很恶心，且有致病的风险，但它还是可以派上用场的。如果你是一只被关在动物园里的大猩猩，就可以把大便扔在骚扰你的游客身上。当然了，本书后面还会讲到大小便的很多用途——它们不仅仅是身体里排出的废物。

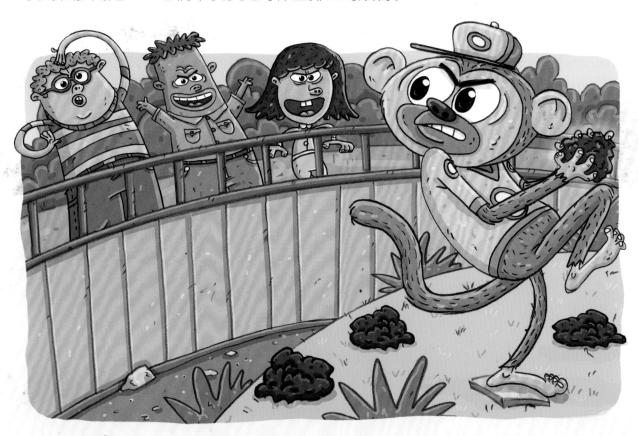

甜蜜的"粪便"

并非所有生物都会排出臭气或臭臭的排泄物。有的生物，如酵母菌，会吃葡萄汁中的糖，并排出酒精。这一行为可以帮我们酿造出优质的葡萄酒。

你在一生中排出的约 11 吨大便听起来可能很多，但与蓝鲸相比，这根本不算什么！蓝鲸每天可以排泄 3 吨大便。蓝鲸可以活到 90 岁，因此它在一生中，可以产生约 9.8 万吨大便。这个重量大约与一艘长 140 米的货轮相当！

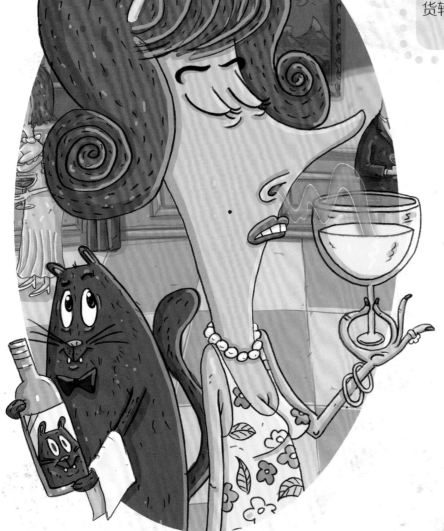

人类大便的独家报道

屎尿是进食后无法避免的副产品。当你吃下食物后，肠胃里强大的消化液会将它们分解，以便身体吸收其中的营养物质，如蛋白质、碳水化合物、脂肪、维生素和矿物质等。但是，分解后的食物里还有一部分物质不能被身体吸收，如膳食纤维，这些物质会被推进结肠（消化系统的末端）等待排出。人类排出的大便中约有75%是水，其余的是膳食纤维、死亡或尚未死亡的肠道细菌、肠道内壁的黏液和人体脱落的死细胞等物质。

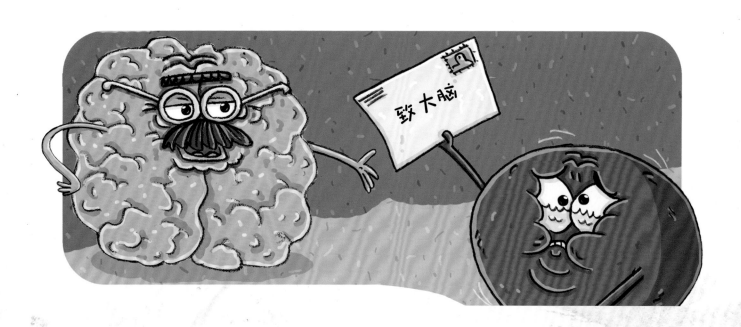

尿液则是由身体里多余的水分，以及被肾脏过滤出来的血液中的废物（如盐和氨）等物质组成的混合物。肾产生尿液，并将它送到膀胱储存。膀胱充盈后会向大脑发送一个信息——你想排尿。

一般情况下，身体需要12~36个小时才能完全消化吃进去的食物，并排出不需要的物质。但喝进去的液体不一样，它们可以在几分钟至几小时内通过你的尿道排到体外。而液体抵达尿道的具体时间，取决于你的身体是否已经拥有了所需要的足够水分。

消化系统的工作方式

你的消化系统大约有9米长——几乎与一根电线杆的长度相同。

食物的香味传来，受到刺激后口腔开始分泌唾液

牙齿咬碎食物，唾液中的酶对其进行初步分解，帮你咽下它们

食物顺着食道抵达胃部

胃部的肌肉和胃里的酸性液体进一步分解食物

小肠中的化学物质再将食物进一步分解，这样身体就能获得所需的营养物质了

营养物质被血液吸收，运送到肝，并在肝过滤掉有害物质

食物中无用的部分，如膳食纤维等，被转送到大肠

身体吸收营养物质和水，并把不能被身体吸收的物质变成粪便。粪便到达直肠，等待下一次排便

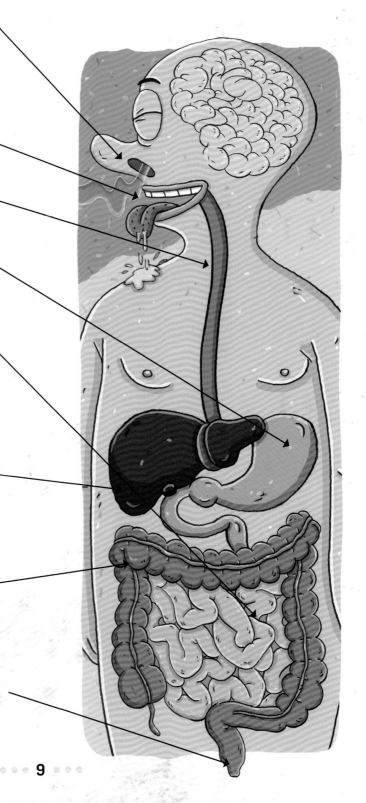

大便的"警报"

1971年，成千上万名忧心忡忡的父母带着孩子来医院看病。因为他们发现孩子的大便呈鲜红色，担心孩子出现了内出血。但好在检查结果是孩子们都没事，罪魁祸首是弗兰肯浆果——一种带有天然色素的早餐食物，是这种色素让大便呈红色的。

这是一个大便发送给你的假警报，但有时大便的颜色变化，可以显示出一些健康问题。如果你的大便突然变成红色、黑色或绿色，有可能是对甘草、绿叶蔬菜、维生素、药物或食物色素产生了一种无害反应，但也有可能是某种疾病的表征。如有疑问，请你询问医生或监护人。

大便的质地也可以显示出一些跟身体健康相关的重要信息。正常情况下，大便很柔软，呈香肠状。如果你有便秘（每周排便少于3次）的现象，大便会呈块状，并且变硬——大便在你的肠道里停留的时间越长，身体就会从里面吸出越多水分。因此，为了避免便秘，我们需要经常锻炼身体、多喝水、吃富含膳食纤维的食物，如水果、蔬菜和谷物等。膳食纤维会"刺挠"肠道，促使肠胃肌肉收缩，帮助大便排出。

正常情况下，尿液从透明到淡黄色不等，但也有可能是亮黄色、红色，甚至蓝色的。与大便一样，小便的颜色如果不正常，有可能是疾病的征兆，也有可能是你吃了或喝了什么东西后产生的一种无害反应。

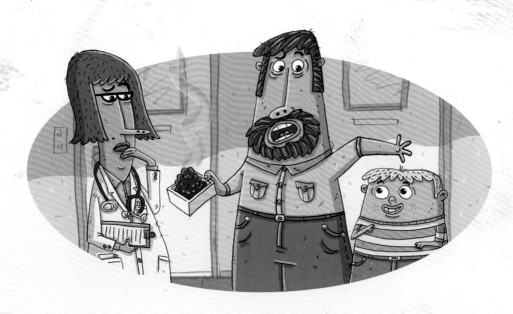

诱发腹泻的原因

腹泻是指拉肚子。糖、代糖、油炸或油腻食物、乳制品、一些粗粮，甚至一些药物都会诱发腹泻。病菌、病毒和寄生虫等病原体也能诱发腹泻。

通常情况下，白细胞会识别并消灭进入人体的病原体。人类的血液中也会产生被称作"抗体"的特殊蛋白质。抗体会附着在病原体上，并向白细胞发出攻击信号。但如果你以前从未遇到过这种病原体，特别是当你到了某个新地方，免疫系统还不认识那儿的病原体时，会需要更长时间来识别入侵者。在此期间，你可能会感到不适。

旅行者避免腹泻的最好方法是只吃熟食，喝瓶装水，不使用冰块。无论在国内还是去国外，都要记得勤洗手，把水果和可生食的蔬菜清洗干净再吃。

在中国古代，御医通过闻皇帝的大便来判断他的健康状况。幸运的是，现在有仪器分析粪便和尿液，协助医生判断病人的健康状况，不需要他们再去闻大便了。

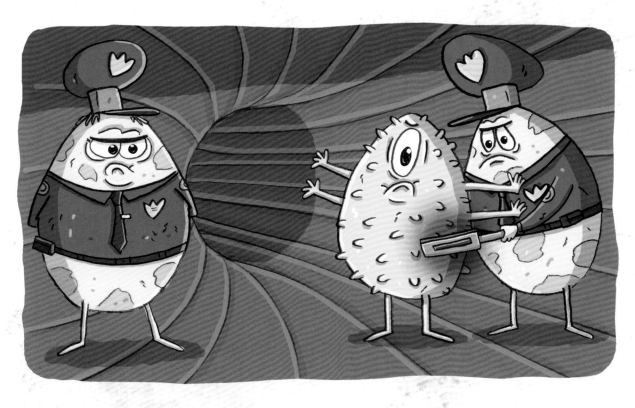

粪便疗法

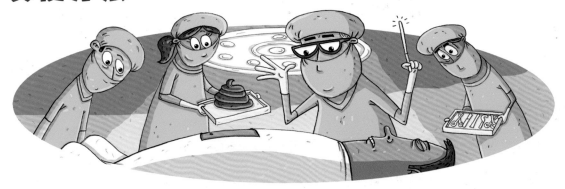

不用四处寻找了，你已经拥有了数万亿的伙伴（事实上是"客人"），它们是被称作肠道菌群的微生物。肠道菌群在为你做着重要的事情，如帮助你消化食物、吸收营养物质等。

医学研究人员认为，部分肠道微生物可以影响我们的情绪和饮食习惯，有些肠道细菌会诱发抑郁症，或者引诱我们吃油腻的、不健康的食物；像艰难梭菌这样的微生物，还可能会使人生病，甚至致人死亡。

不过，肠道里的另一部分微生物是我们的好伙伴。它们会帮助我们抵抗疾病、调节情绪，增加对健康食物的渴望。科学家们正在做实验用对我们有益的微生物来取代对我们有害的微生物。

那么，科学家们要用什么方法转移微生物呢？答案是通过粪便移植——医生从健康人的体内提取到粪便，将其植人生病、抑郁患者或超重患者的肠道中。让健康者大便中的有益微生物在病人的肠道中安家落户、繁衍增殖，占据有害微生物的领地，使病人重获健康。

不过，医生告诫我们，如果想把自己的大便移植给某个患抑郁症的朋友，请不要自己在家里尝试。就像操作核反应堆或驾驶超声速喷气飞机一样，大便移植最好让专业的人来做。

专门研究与肛肠有关的医学问题的医生被称为肛肠科医生。古埃及人非常崇敬肛肠科医生，称他们为"肛门牧师"。

黄龙汤

信不信由你，"大便移植"的想法可以追溯到4世纪的中国。当时有位名医叫葛洪，他发明了一种名为"黄龙汤"的腹泻疗法。"黄龙汤"是用健康人的干燥或发酵的粪便制成的汤。病人喝了这种汤后，汤中的有益菌会在病人的身体里增殖，使病人恢复健康。这是一个严重问题的简单解决方案。但请不要在超市货架上寻找"黄龙汤"。由于某些原因，"黄龙汤"从来没有像螺蛳粉那样广受人们的喜爱。

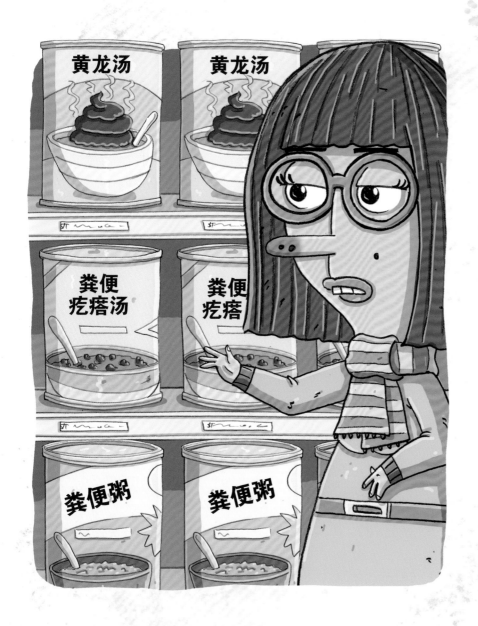

如何处理粪便？

当地球上的人还不太多时，人们在四处寻找猎物、采摘坚果和浆果时可以随地拉屎，且不必考虑如何处理自己的粪便。这些粪便最终会被动物和微生物吃掉，作为动物和微生物的营养物质被循环利用。但随着人类开始在城镇中聚集，并一直在同一个地方排泄时，自然界的循环就无法跟上人类的排泄节奏。于是，一个棘手的问题出现了：我们该如何处理这些粪便？

即使是健康人的粪便，里面也充满了各种危险的细菌，如大肠杆菌（这种细菌在某种条件下会导致严重胃痉挛和腹泻）。粪便中还有蛲虫等寄生虫，它们会在你体内产下成千上万的卵，不仅会让你的屁股非常痒，还会让你觉得很恶心。所以，如何解决大量的粪便这个问题非常重要。

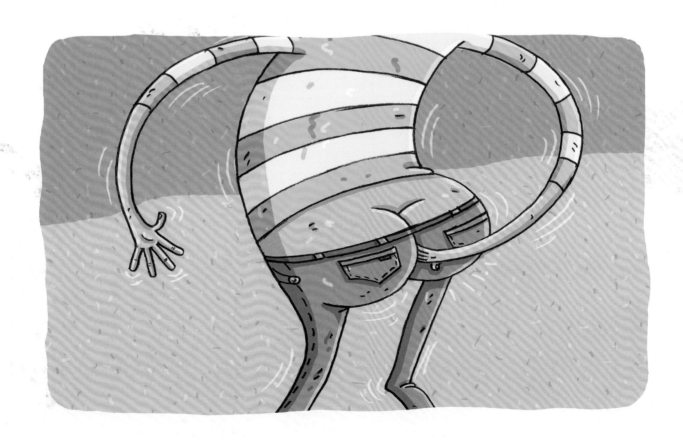

早期的简易厕所

人类从何时开始在厕所里大小便，目前已无法考证。考古学家认为，最有可能的说法是大约6000年前，美索不达米亚出现的简易厕所，开启了人类的如厕史。

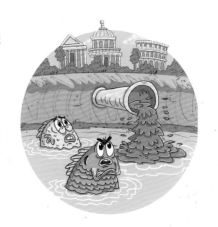

公元前1000年，古希腊人发明了公共厕所和私人住宅的非抽水式厕所。几百年后，古罗马人把它提升到了一个全新的水平。古罗马人建立了一个庞大的帝国，而庞大的帝国会产生大量的粪便！因此，他们建立了公共厕所和下水道系统，使用地下管道，将人类的粪便冲入附近的河流。

古人怎样擦屁股？

古罗马人在排便后用一根绑着海绵的棍子来清洁屁股，这种物品被称为特索伦。因为每个上公共厕所的人都会使用同一个特索伦，所以它很快就会变脏。为此，在用特索伦擦完屁股后，古罗马人会用醋和水清洗它。

特索伦除了容易变脏，沾有大便的海绵还是细菌的理想滋生地。

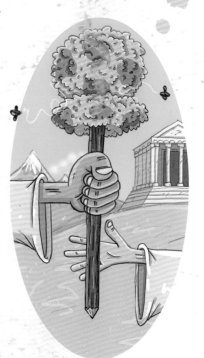

在东方，中国人发明了一种更卫生的擦屁股物品——厕纸，这种厕纸是由竹子和棉布制作的。北齐的颜之推在《颜氏家训》中最早提到这一点，书里记载"故纸有《五经》词义，及贤达姓名，不敢秽用也。"不过，无论是否有字，厕纸都被认为是一种奢侈品，只留给皇家和贵族使用，直到14世纪左右才被普及。

第一个抽水马桶

不幸的是，就在欧洲文明考虑如何处理排泄物时，一个被称为"黑暗时代"的时期到来了，日耳曼部落征服了古罗马。他们根本不关心水管，也不在乎是否用棍子上的海绵擦屁股。敌对的王国之间爆发战争，政府崩溃，人们逃离城市，人口减少。在这种动荡的情况下，古希腊人和古罗马人几个世纪以来获得的许多知识，包括公共卫生知识都被舍弃了。

例如，在中世纪的伦敦，古罗马人建造的下水道系统被废弃，伦敦人和其他欧洲人一样，把污水倾倒在脏水坑里，或者干脆将便壶里的排泄物倒在街上。这一行为使英国的首都弥漫着浓烈的恶臭，并成为细菌的滋生地。

1596年，英国的约翰·哈林顿爵士发明了第一个抽水马桶，这大约与威廉·莎士比亚写《罗密欧与朱丽叶》在同一时期。哈林顿利用重力，从马桶上方的水箱中释放出高达28升的水。这些水将粪便冲到管道中，再由管道将其送入地窖。不知道哈林顿当时是否考虑过如何处理这些地窖中的粪便，不过这好像也无关紧要。因为当莎士比亚闻名于世时，哈林顿为女王伊丽莎白一世制作了一个马桶——这基本上属于他发明的极限了。又过了几个世纪，抽水马桶才被普及开来。

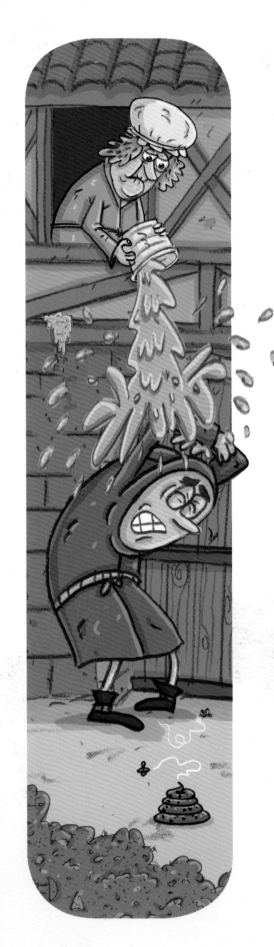

尿布是怎么来的？

你可能已经不记得用尿不湿的时候了，但给你换尿不湿的人大概还记得。在现代文明之前，父母和其他照顾婴儿的人不得不使用一切可利用的东西当尿布，包括兽皮、布和树叶等。

1590年，英国首次使用"尿布"这个词来描述婴儿屁股上的覆盖物，很快，尿布就流行起来了。它流行的一个很大原因，是佛兰德斯艺术家阿德里安·布鲁维尔在他1631年的画作《不称职的父亲》中记录了换尿布的过程，画中一个愁眉苦脸的父亲正在给他的孩子擦屁股。

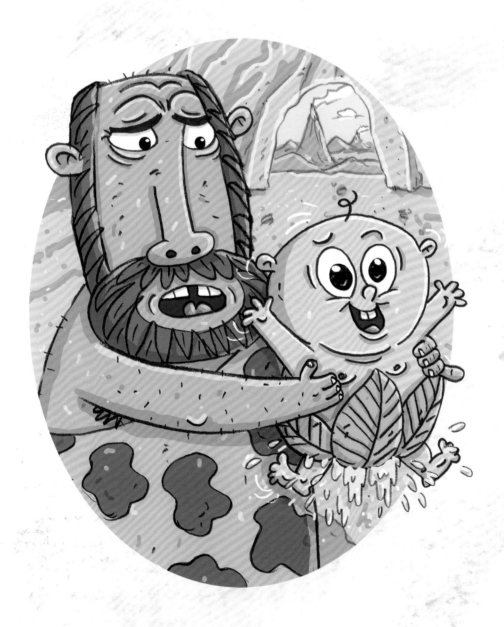

爆炸的马桶！

18世纪后期，一个我们称作"工业革命"的时期开始了。科学与技术迅速发展，工厂如雨后春笋般出现在城市中。随着人们从乡下拥入城市寻找工作，城市人口迅速增长，他们制造的粪便数量也迅速增长。但是，当时没有人想过要卫生地处理这些粪便。

那时，一些粪便被储存在粪坑里，然后被"敲锣农夫"拉走，这些人把"粪肥"卖给农民做肥料。但是粪坑经常漏水，粪便中的细菌进入供水系统，使人们生病。

颇具讽刺意味的是，当抽水马桶流行起来后，卫生情况反而变得更糟了。因为粪便和脏水直接从马桶进入下水道，被冲入河流中。

此外，第一代安装抽水马桶的厕所还有其他问题：在下水道深处，被分解的粪便通过化学反应，产生了可燃气体，如氨气、甲烷和硫化氢等。这些气体通过管道上升到住宅中，就像一个巨大的、易燃易爆炸的屁！当时，人们家中用蜡烛和油灯照明。而这些下水道气体碰到明火时会发生爆炸，因此，人们的健康受到了更大的威胁。

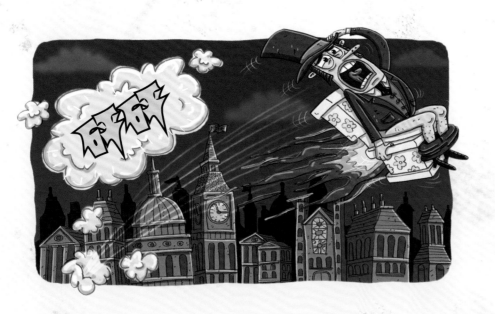

"大恶臭"事件

1800～1850年，伦敦人口翻了一番，成为世界上最大的城市。大量未经处理的污水渗入饮用水供应系统，导致霍乱暴发，造成3万多人死亡。

1858年的夏天很热，公共卫生情况变得更糟，当时泰晤士河中的粪便臭气熏天，议员们都担心这些臭气会让他们死亡。这一事件被称为"大恶臭"事件。

由于许多城市居民的饮用水来自泰晤士河，这让人觉得更恶心。这也促使政客们决定对城市公共卫生系统采取措施。他们委托了一位名叫约瑟夫·巴扎尔盖特的工程师创建了第一个现代污水管道系统。系统完工后，抽水马桶将排泄物冲入约2000千米的下水道网络，巨大的水泵在那儿将污水输向河流下游，让其经过城市巨大的输出管道流入大海。

巴扎尔盖特甚至解决了下水道气体易爆炸的问题！他通过9米长的铁管，把下水道里的臭气引到街道上方，伦敦人称这种铁管为"臭管"。

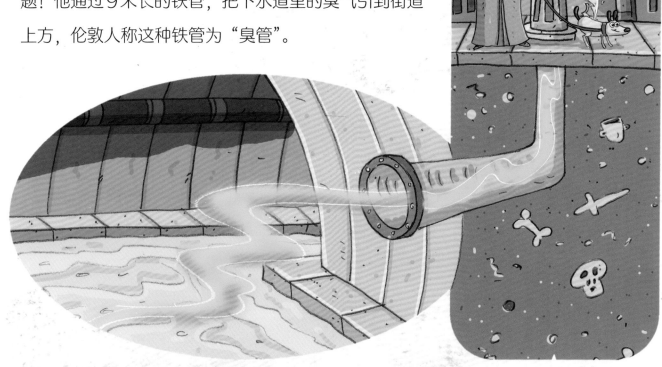

流传至今的古粪便

在人类早期历史上，即使没有画家让当时的大便名垂千古，研究人员也可以通过检验祖先们留下的大便（古粪便）来了解他们的饮食习惯和健康信息。古粪便是通过自然的化学反应真正保存下来的粪便——粪便中的糖分形成一种坚硬的外壳，将里面的粪便保存了起来。

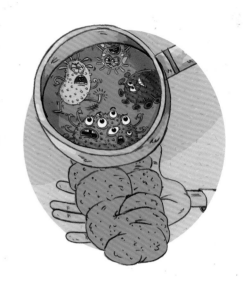

古粪便里的讯息

古粪便中较大的物质可用肉眼看到，如种子等；其他的物质可以通过显微镜看到，如寄生虫卵等。古粪便的DNA分析揭示了远古人类的饮食习惯。如研究人员了解到，生活在大约13万~4万年前的尼安德特人饮食均衡又健康，他们的食物包括水果、蔬菜和肉类。

古粪便还揭示古希腊人、古罗马人患有肠道寄生虫病，这是他们用未经处理的污水给农作物施肥的结果。"五月花号"（英国第一艘载运移民往北美殖民地的船只）殖民者的古粪便显示，虽然这些人可能在感恩节享用了火鸡，但他们也在不知不觉中吃了藏在食物中的甲虫。

研究古粪便中的花粉等物质还可以揭示当时的气候特征，以及古粪便产生的时空生长着哪些植物等。然而，研究人员在探究古粪便时必须非常小心，因为可怕的病原体可能在粪便中存活几百年甚至几千年。

具有历史意义的古粪便

迄今为止，人们发现的最大人类古粪便是劳埃德银行粪便。之所以叫这个名字，是因为它是在英国约克郡的劳埃德银行约克分行的遗址出土的，那里曾经是维京人的定居点。这块粪便大约20厘米长，5厘米宽。科学家们检测粪便后得出这样的结论：拉出它的维京人吃肉、谷物和蔬菜，但没有仔细咀嚼，因为它还包含一颗完整的、未消化的榛子！

拉出这块粪便的维京人还感染了一种特别可怕的肠道寄生虫——蛔（huí）虫。蛔虫会引起胃痛和腹泻，还能在人的身体里漫游，有时它甚至会出现在受害者的眼睛里！

如果你想亲眼看看这块具有历史意义的古粪便，可以去英国，它现在就在约克郡约克镇的约维克维京中心展出。

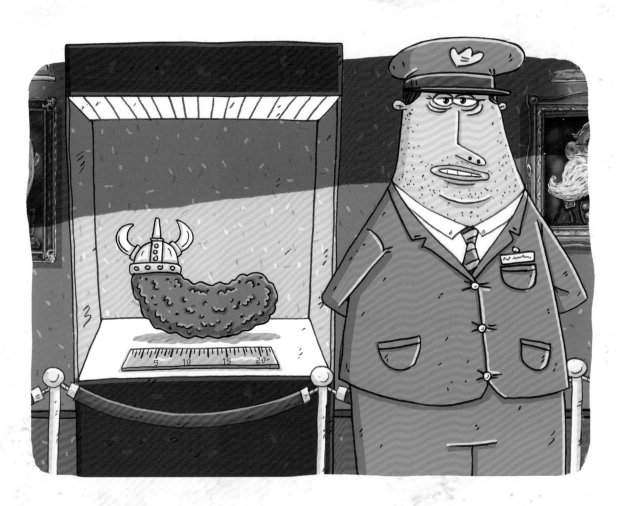

物种和粪便

动物拉屎、撒尿的生理原因和我们的相同。此外，许多动物也用它们的排泄物来互相传递信息。

（温馨提示：请不要和你的朋友、老师、同学尝试这样做。如有信息传递需要……发短信或电子邮件就行了！）

正如你注意到的那样，狗狗撒尿（不断地撒尿……）是为了标记"自己"的领地。一些公狗会踮起脚，尽可能高地撒尿，以欺骗其他狗，让它们以为自己很高大（比原本要高大）。

欧洲獾（huān）喜欢群居生活，它们挖出长方形的便坑，让其他獾知道这个地区已经被强壮的、肚满肠肥的獾占领了——所以赶紧跑吧！

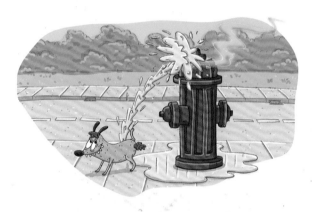

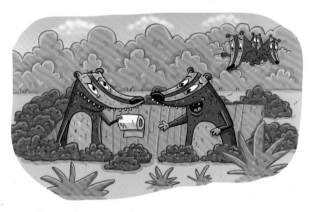

老虎把大便堆在一起，以标记它们的领地并警告四下徘徊的对手，这一行为被称为"拢堆"。

水獭（tǎ）是气味信号的专家。它们将河岸边的植被压平，弄成一个巨大的厕所——一个可以被对手看到和闻到的粪便场。

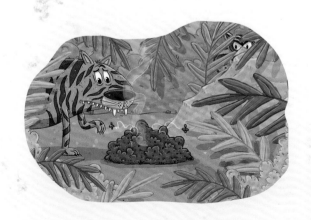

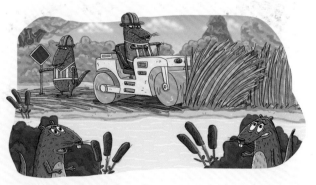

用粪便传递信息

许多动物只用闻一闻其他动物的排泄物，就能知道它的性别、年龄和健康状况。有些动物还会用排泄物来吸引伴侣（提示：这种方法不适用于人类）。例如，猫通过喷洒尿液让其他猫知道，它们已经准备好交配了。

对于白兀鹫，没有什么比一堆热气腾腾的黄色牛粪更能表达浪漫的了。原因是黄色的牛粪中含有类胡萝卜素（这是一种可以在胡萝卜和其他蔬菜中找到的维生素），类胡萝卜素可以让白兀鹫的喙变成它们无法抗拒的黄色，用来吸引配偶，并让竞争对手们嫉妒得要死。

袋熊是一种澳大利亚的有袋类动物，它有一个独一无二的本领：会利用肠道内强大的肌肉将大便塑造成立方体，并将其堆积起来以标记领地和吸引配偶。

对袋熊来说，除了堆积方形粪便可能会比堆积圆形粪便更容易一点，科学家们也不确定袋熊为什么会进化成这样。迄今为止，这仍然是有袋类动物的一个谜……

雄性长颈鹿用鼻子蹭雌性长颈鹿的屁股，直到它撒尿。然后，雄性长颈鹿会喝一口尿，这样它就能检测出其中是否含有某种化学物质，以此判断雌性长颈鹿是否渴望繁殖后代。

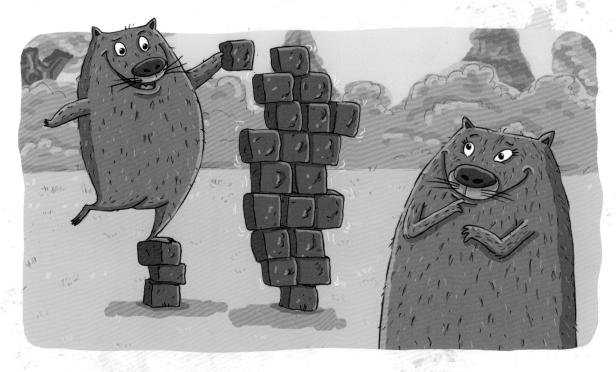

用粪便防御和隐蔽

许多动物用排泄物来表达："嘿，世界，我在这里！"有些动物却用排泄物来隐蔽自己的行踪。

如果你有一条狗，你可能看到过它在其他动物的粪便中打滚儿。科学家认为，这种本能可能是从它们的祖先那儿遗传下来的，在草食动物的粪便中打滚儿可以掩盖狗的气味，使它们能够在不被闻到的情况下偷偷接近猎物。

有些动物用粪便来帮助捕猎，有些动物却用粪便来威慑潜在的捕食者。在遇到饥饿的虎鲸和鲨鱼时，侏儒抹香鲸会用一种非常不讨喜的方法来劝服它们去别处觅食。侏儒抹香鲸会当着捕食者的面排空肠子，释放出高达11升的液体粪便——换句话说，就是开启防御性腹泻！然后，侏儒抹香鲸用尾巴拍打水面，将粪便搅动起来，让攻击者满脸都是粪便汤——这第一道菜可太扫兴了，潜在的食客很快就会失去胃口。

与侏儒抹香鲸不同，一种叫作双领走鸻（héng）的鸟会利用其他动物的粪便来误导捕食者。它在地上筑巢，并将蛋藏在很"显眼"的地方，如放在羚羊粪便附近。它们的蛋与羚羊粪便在形状、大小和颜色上都非常相似。捕食者认为这些蛋是粪便，就会放过它们。

为了吸引配偶，雄性河马会在拉屎时甩动尾巴，将粪便甩向最近的、最中意的雌性河马。

如果雌性河马被它吸引，也会把自己的粪便甩到雄性河马身上，以表示自己也对对方有兴趣。

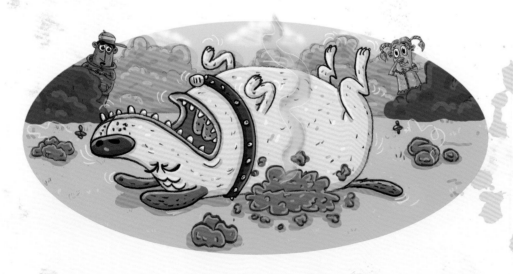

幼虫也有"粪便"妙计

　　燕尾蝶幼虫十分狡猾，它们将自己伪装成粪便，以避免被猎食者吃掉——燕尾蝶幼虫身上黑白相间的斑点，让它们看起来就像鸟的粪便。弄蝶幼虫为了防止捕食者嗅到它们的家，会将自己的粪便远远掷出——距离几乎相当于人类掷出一个足球场的长度。你要知道，即使是美国国家橄榄球联盟中最好的球员也无法做到这一点！好在这些球员只投掷橄榄球，而不是他们的大便（至少我们希望他们不是）。

　　草地贪夜蛾有个更为狡猾的粪便"伪装"案例：草地贪夜蛾的幼虫会在玉米叶子上拉屎，让玉米以为自己受到了真菌的攻击。为什么呢？这是由于玉米植株一次只能抵御一种攻击者，所以，草地贪夜蛾幼虫巧妙地利用了这一点——当玉米准备化学灭菌剂对付这种伪真菌时，它们就把防御的薄弱处留给了草地贪夜蛾幼虫。

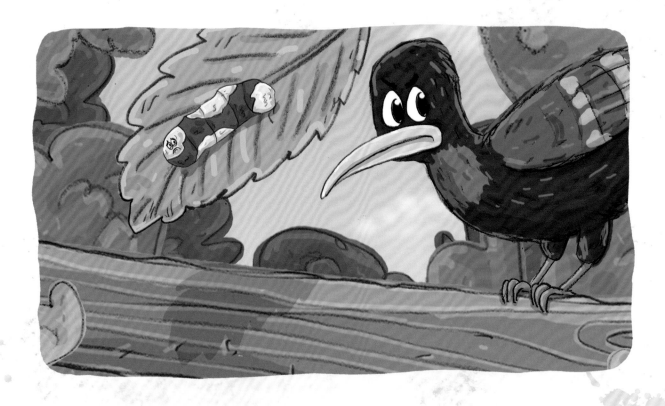

超级拉屎王和小粪制造者

动物的粪便大小和形状都不一样。你能猜出哪种粪便属于哪种动物吗？

本章结束时，你将成为排泄物专家！

温馨提示：大型动物通常会拉出大块的粪便哟！

蓝鲸的粪便对海洋很重要。蓝鲸从深海中觅食回来，会在水面附近排便，排出的粪便可以供养浮游生物。这些浮游生物不仅能为其他海洋生物提供食物，还能从大气中吸收二氧化碳，减少二氧化碳对气候变化的影响。

粪便配对：这些粪便是谁的？

1. 大象每天要排出100千克的大便！

2. 蓝鲸制造的云雾状粪便长达20米，大约有两辆公交车那么长！

3. 苍蝇和蜘蛛会留下小小的粪便。如果仔细观察，你有时能在窗户的角落里发现它们。

4. 奶牛和其他大量饮水的草食动物会拉出又大又湿的粪饼。

5. 绵羊和另一些从草和其他植物中获取水分的动物，拉出的粪便很干燥，呈颗粒状。

6. 狼的粪便呈管状，粪便里通常有它们所吃动物的毛发和骨头碎片。

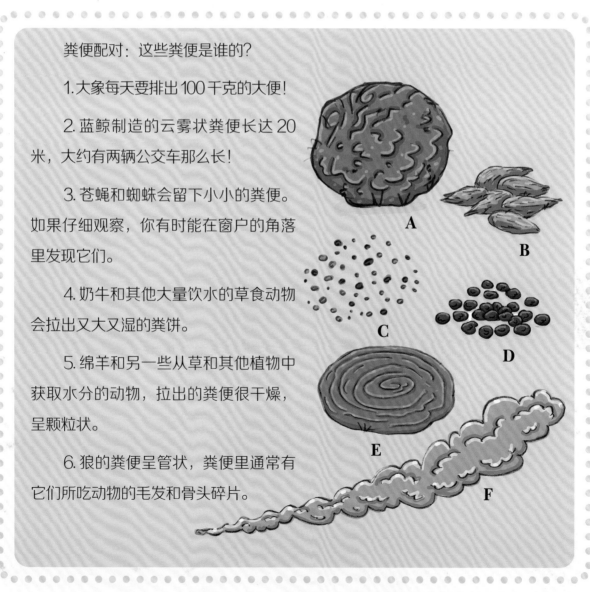

会飞的鸟儿不撒尿？

鸟类已经进化到同时从一个通道内排出大小便。鸟类只有一个排泄孔，即泄殖腔，可以同时进行大小便这两项工作。因此，如果一只"响应大自然的号召"（想上厕所）的鸟儿排泄在了你的身上，你可以当作是被拉了屎，也可以当作是被撒了尿。往好的方面看，鸟类没有长长的肠子来堆积臭气，所以你永远不必担心鸟儿会朝你放屁！

许多植物依靠鸟类排泄来播种。当鸟儿吃掉种子并在另一个地方拉出未经消化的种子时，它无意间帮助了种子在不与父母竞争养分的地方生长。鸟粪甚至为幼苗生长提供了肥料。

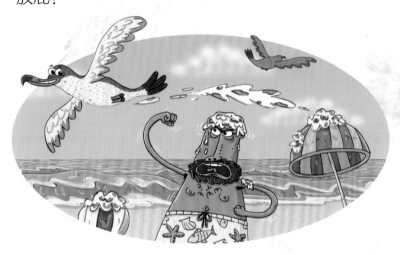

鱼粪海滩

如果你有机会在著名的夏威夷白沙滩上晒太阳……那么，恭喜你刚刚在一大堆鹦嘴鱼的鱼粪上嬉戏！鹦嘴鱼以死珊瑚上的藻类为食，它们用嘴将死珊瑚上的藻类刮下来时，会无意间吃进一些珊瑚骨架。珊瑚骨架是由碳酸钙构成的，鹦嘴鱼无法消化这种坚硬的物质。碳酸钙被鹦嘴鱼的肠道磨碎后，像沙子一样被拉了出来。一条鹦嘴鱼每年能产生数百千克的沙子，确保那片著名的海滩一直保持白色，就像……鹦嘴鱼的粪便一样白。

大嚼粪便运动会

虽然听起来不雅，确实也非常不雅，但动物们正在进行一场名副其实的大嚼粪便运动会！如果有人为这项比赛颁奖，动物们会得什么奖呢？

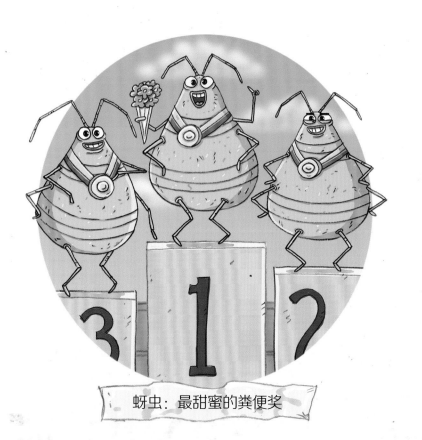

蚜虫：最甜蜜的粪便奖

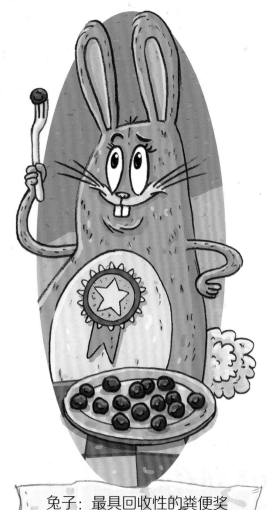

兔子：最具回收性的粪便奖

蚜虫的粪便就是人们熟知的蜜露，这种粪便是蚜虫在吸食植物的汁液后，排泄的多余糖分。蚂蚁喜欢吃这些甜美的蜜露粪便，就像人类喜欢吃白砂糖一样。

幸运的是，我们食物中的白砂糖并不是蚜虫的粪便。

事实上，兔子会吃自己的粪便。但兔子的粪便可不是糖粪便，而是屎粪便。

兔子之所以这么做，是因为它们不能一次完全消化吃下的食物。于是，兔子会咀嚼自己的粪便来获取它们错失的营养物质。

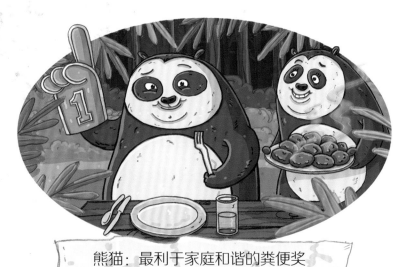

熊猫：最利于家庭和谐的粪便奖

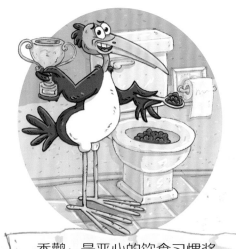

秃鹳：最恶心的饮食习惯奖

熊猫幼崽会吃它们父母的粪便，以获得消化食物所需的肠道细菌。你会庆幸自己不是一只熊猫吗？

非洲秃鹳（guàn）来自撒哈拉以南，也被称为"殡仪员鸟"。它们的饮食习惯很恶心——它们喜欢吃发臭的死物，而且很乐意啃食人类的大便。

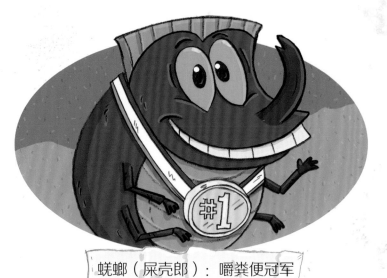

蜣螂（屎壳郎）：嚼粪便冠军

当屎已经成为名字的一部分时，你就该知道它很特别。与兔子不同，屎壳郎更喜欢啃食其他动物的粪便。它们非常喜欢粪便，甚至把卵产在粪便里面。这样，它们的孩子一出生就会有美味的、营养丰富的粪便大餐等着了。这听起来有点儿恶心，但其实是一个非常成功的生存策略，正因为如此，屎壳郎能在南极以外的任何大陆生存。

秃鹳对粪便的热爱还不止这样。它们会在自己的腿上排便以保持凉爽——白色的粪便对它们黑色的腿来说，就像一个隔热罩。

是粪便也是侦探

许多动物都很"腼腆"，很难在野外观察到它们。好在它们的粪便并不那么"腼腆"。研究人员通过研究动物的粪便，可以知道哪些动物生活在哪个地区、数量有多少、身体是否健康等，甚至可以通过DNA分析，知道它们之间是否有关系。

粪便还可以反映动物的很多饮食信息。如草食动物的粪便中有未消化的植物；猫头鹰等肉食动物的粪便里有骨头、皮毛、羽毛和其他无法被消化的东西；鸟类的粪便里经常有完整的植物种子。

野熊会在树林里拉屎吗？是的，除非它们正在冬眠。

野熊冬眠时，会制造出一个"粪便塞"塞住屁股，让自己安心入睡。这个粪便塞是由毛发、树叶和肠道分泌物组成的——这些物质在野熊的肠道中停留太久，形成了又硬又干的"塞子"。

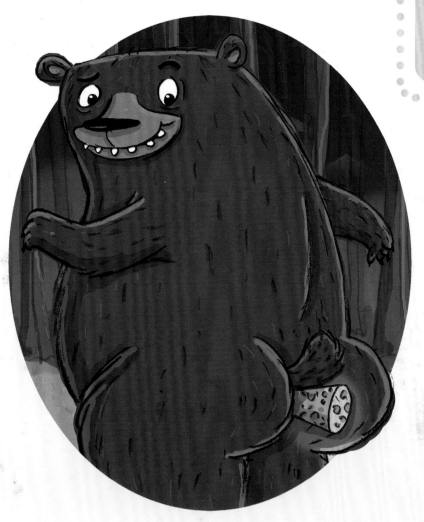

恐龙的粪化石

还记得古粪便吗？不仅现存的动物会留下粪便，已灭绝的恐龙也留下了它们的粪便。但与古粪便的形式不同，恐龙留下的是粪化石。

化石大多是由矿物质组成的，这些矿物质逐渐取代了化石形成前的肉、骨头或粪便。多亏了这些粪化石，古生物学家才能知道恐龙吃了什么。

植食恐龙的粪化石中含有叶子、种子花粉和树皮；肉食恐龙（如霸王龙等）留下的粪化石中含有不幸受害者的骨头碎片。研究人员还发现了一种叫作"尿石"的东西——恐龙在沙子上撒尿时形成的独特图案。下次去海滩时，你可以自制"尿石"，但如果你不想冒犯同伴，最好用桶里的水模拟你的尿。

最大的肉食恐龙的粪化石是一块霸王龙的粪便，它是以古生物学家巴纳姆·布朗的名字命名的。巴纳姆·布朗在1902年发现了第一块霸王龙化石。巴纳姆（霸王龙的粪便，而不是古生物学家）长约67厘米，宽约15厘米。

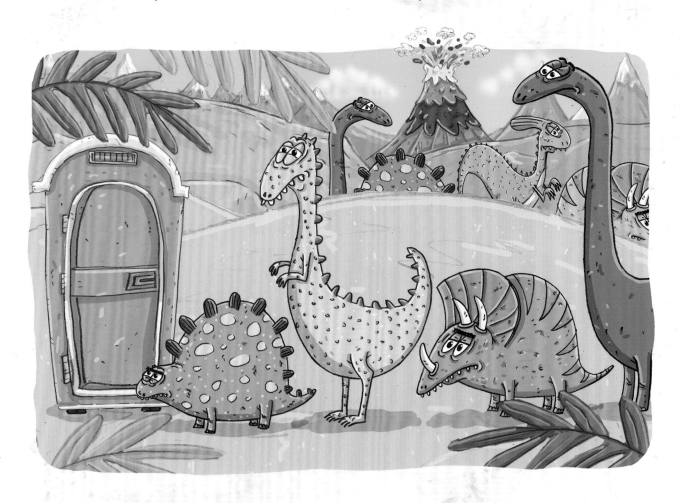

不要浪费你的粪便！

在粪便中打滚的狗，或者吞食你粪便的鹳……找到粪便再利用方法的可不只有动物。人类进行粪便再利用的历史已经有几千年了。

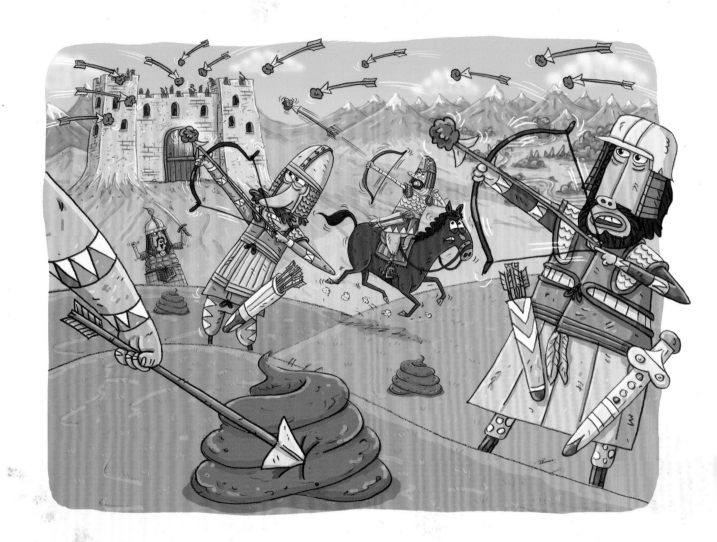

也许是因为不喜欢粪便，在古代，人类最早的粪便利用方式是将其作为武器恐吓敌人。公元前9世纪到公元4世纪，斯基泰人的士兵曾用沾有粪便的箭恐吓从亚洲来的敌人。

为什么呢？

因为这太令人讨厌了！就算箭本身没有杀死受害者，粪便里的细菌也可能会诱发坏疽，让人产生严重的感染，还可能致人死亡。

粪便武器

中世纪的欧洲，军队在围攻敌人的城镇时，有时会将粪便投掷到城中，希望借此来传播疾病。然而，中世纪的欧洲街道上本来就有很多人们倾倒的粪便，因此，我们不清楚将更多的粪便投掷到城中最后产生了什么影响。

欧洲人选择投掷粪便，中国人则将粪便做成"粪便武器"。在12世纪，中国的某些疯狂天才创造了一种"金汁炮弹"。这种炮弹是把麻绳裹成球状，里面填满火药、毒药和人的粪便。人们把这种炮弹点燃后射向敌人，既恶心又富于杀伤力。

为鸟粪开战

粪便甚至引发了一场军事冲突：1865～1879年，西班牙和它的前殖民地秘鲁、智利、厄瓜多尔以及玻利维亚之间爆发了一场鸟粪战争。

秘鲁沿海的钦查群岛被厚达55米的海鸟粪覆盖。1840年，一位名叫尤斯图斯·冯·李比希的科学家发现海鸟粪中含有丰富的氮（dàn）。这种含氮量极高的海鸟粪是一种可以使农民收成增加两三倍的肥料。因此，岛上的鸟粪突然变得很值钱，每年为独立不久的前西班牙殖民地秘鲁带来了可观的收入。因此，当西班牙人借机试图重新占领这些岛屿，并从鸟粪中获利时，前西班牙殖民地联合起来反对西班牙，西班牙政府最终被迫退让，像其他人一样使用粪便要买单。

粪便、庄稼和家禽家畜的生态循环

为鸟粪开战或许有些奇怪，但动物粪便在人类文明中确实发挥了重要作用。研究欧洲史前农耕遗址的专家认为，早在8000年前，人类就开始使用动物粪便作为庄稼的肥料了。那些史前农民虽然不懂粪便科学，但他们一定注意到了在动物聚集、排泄的地方，植物生长得更好。这启发他们开始收集动物粪便来给庄稼施肥。

如果你不了解粪肥是如何对庄稼起作用的话，可以看下面的示意图。

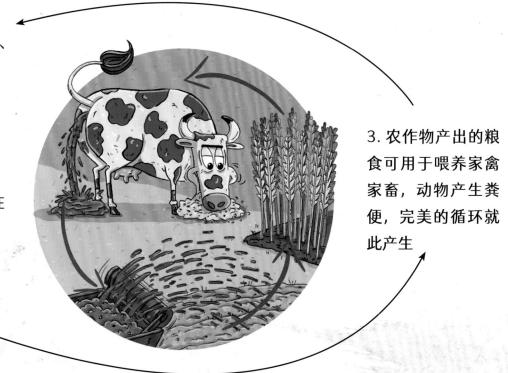

1.家禽家畜,如牛、鸡、羊和火鸡等吃饲料,然后产生粪便

2.它们的粪便被撒在田里。粪便含有氮、磷和钾等营养物质,有利于农作物生长

3.农作物产出的粮食可用于喂养家禽家畜,动物产生粪便,完美的循环就此产生

如果动物产生大量有利于庄稼生长的粪肥，农民就不必使用太多化肥，更没有必要为粪便开战了。

如今，许多城市已经开始加工生物固体（指污水处理厂对污水、污泥进行处理后产生的物质），将其消毒、驱除寄生虫和细菌后作为农业肥料使用，因为有些科学家认为，用生物固体给土壤增加养分的好处超过风险。然而另一些科学家认为，即使经过消毒，生物固体仍含有来自下水道的重金属、处方药等潜在的有害化学物质，会污染农业土壤和作物。目前双方各有各的证据，在更多决定性的科学证据出现前，相关争论还将继续。

下水道里有黄金

有个好消息：下水道里有黄金！据研究人员估计，一个拥有300万人口的城市（规模大约相当于多伦多、芝加哥或罗马）每年大概会有价值4000万美元的黄金、白银和其他贵重金属被排入下水道系统。然而，除了偶尔被冲进马桶的结婚戒指，大多数排入下水道的贵重金属是由采矿、电镀和珠宝制造业等产生的，颗粒都很小。目前，只有日本的长野县声称已经成功地从污水中回收到了贵重金属。

综上所述，虽然下水道里有黄金不假，但如果你最近没有恰巧吞下一枚结婚戒指的话，可能很难在下水道里找到黄金。

事实上，我们种植庄稼的大部分土壤，是蠕虫和其他小生物的排泄物。所以当你下次吃到一颗又甜又大的草莓时，要感谢蠕虫，但记得在感谢之前把草莓洗干净！

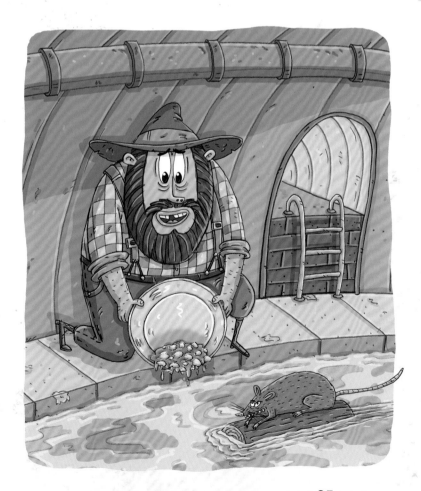

狗屎也有妙用！

除了帮助庄稼生长和让敌人得坏疽，大小便还可以用来做许多其他的事。过去的几个世纪里，欧洲的城市虽然很脏，但你不会在街上看到狗屎。这是因为一些足智多谋的皮革制造商发现，狗屎中含有一种能软化动物皮毛的酶（记住，酶也能帮助你消化食物），所以当时的人们会收集流浪狗的粪便，卖给皮革制造商。如今你可能无法从事这份"铲屎"工作了，因为现代皮革制造已经使用化学物质来代替狗屎。

不过，这并不意味着现在动物的粪便不再被利用。相反，牛粪在印度被用来制作环保建筑砖。在意大利，一种叫作"艺术家粪便"（牛粪与黏土的混合物）的材料被制作成家具、瓷砖、花盆以及抽水马桶。

还记得白兀鹫把粪便当作护肤品的事吗？在你说"傻鸟"之前，其实还有一种生物会用粪便来使自己看起来更受欢迎，那就是人类！鸟粪被用于美容，是许多昂贵的抗皱霜的材料之一——据说它含有一种被认为可以软化人体皮肤的酶。

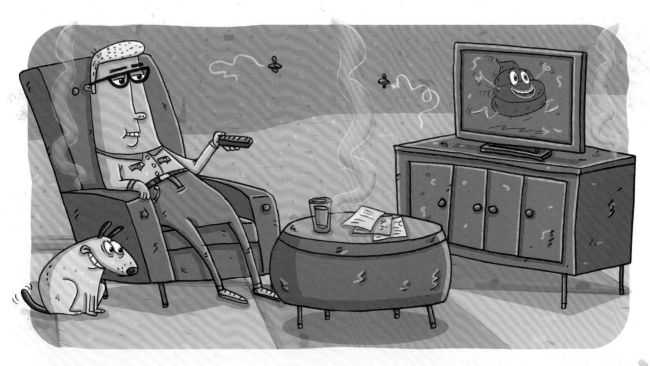

将粪便作为燃料！

几千年来，粪便一直被当作能量来源。古埃及人生活在植被稀少的沙漠中。为了取暖，他们不得不燃烧木头以外的东西。将粪便制成燃料，用它来发光发热，是一个很好的解决办法。

如今，污水可以被转化为沼气（这是随着粪便的分解而形成的一种包含甲烷和二氧化碳的混合物）。2014年，英国组建了一支由粪便作为燃料的生物公交车队，这支车队的一箱燃料载客里程超过300千米。与传统的柴油动力公交车相比，生物公交车产生的二氧化碳要更少，可以大大减少空气污染。

英国发明家布赖恩·哈珀创造了一种靠狗屎点亮的路灯。人们甚至还制作了一款以粪便为动力的电话——也许你会受到启发，发明一款由你自己的粪便驱动的电子产品！

粪便偶尔会进入艺术界。1938年，西班牙画家巴勃罗·毕加索用他3岁女儿的粪便画了一幅有苹果形象的画，毕加索声称这幅画有独特的颜色和质感。

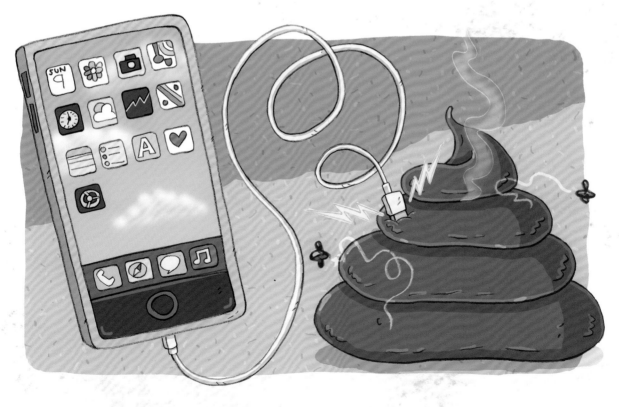

尿液的奇用

除了狗屎和牛粪，人类的尿液也很有用。中世纪时，人们把羊毛放在装满陈尿的大桶里，让"漂洗工"在上面踩，让它变柔软。尿液还被用作衣物清洁剂，不仅能去除污渍，还能使白色更白，颜色更鲜亮。而且，跟狗屎一样，尿液也能被用来软化皮革。

在更有效的方法被发现之前，人们曾将尿液、粪便和草木灰混合起来制造炸药。陈尿中的氨与氧气反应生成硝酸盐，硝酸盐、硫黄和木炭一起构成了火药的三要素。

最独特的尿液用法发现者要数古罗马人，他们用多年陈尿中的氨来美白牙齿。不过，使用臭气熏天的陈年尿液来清洁他们的珍珠白牙对古罗马人来说可能根本算不了什么，毕竟他们还用烧过的老鼠屎与蜂蜜混合来去除口臭！

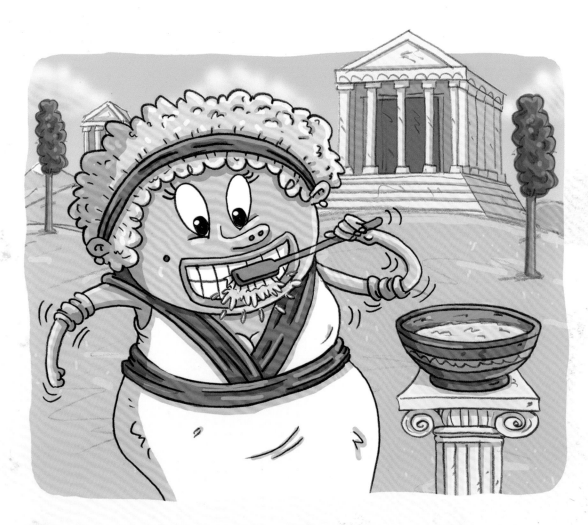

粪便品尝的入门指南

如果你认为吃粪便的生物仅限于蚂蚁、兔子和甲虫等脑容量小的动物，你可就大错特错了！

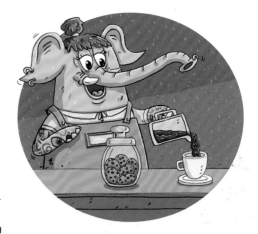

世界上最昂贵的美食之一是猫屎咖啡，它是由麝香猫（一种小型猫科动物）吃下并排泄出的咖啡豆煮成的；一位加拿大商人创造了一种更昂贵的咖啡饮品：泰国大象粪咖啡。但如果你真的想破财一试，我推荐你试试熊猫屎绿茶，这种饮品的价格是每克540元。

换个角度想，你也许更喜欢纯天然的饮料，就像全印度印度教联盟的成员一样，喝牛尿以防治疾病。

粪便餐饮

尽管上面讲了这么多人类食用粪便的例子，但大多数人并不会故意去食用粪便，只是这种意外情况总能发生。少量的动物粪便经常进入我们的食物，以至于卫生机构制定了可接受的衡量标准。例如，美国食品和药物管理局允许每500克姜粉含有3毫克的老鼠粪，每500克可可豆含有10毫克的啮齿动物粪便……话虽如此，还是好好享受你的热巧克力吧！

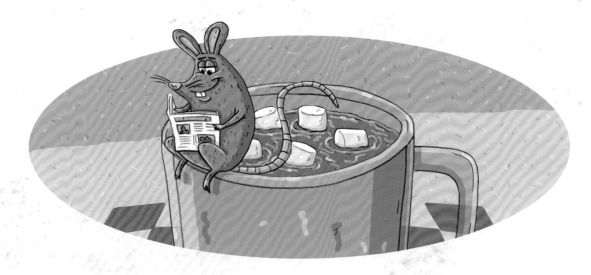

宇航员如何处理大便？

随着火箭的发明，人类进入太空，开启冒险时，人们不得不面对一些以前的人没有遇到过的问题——厕所问题！这个问题深深地困扰着科学家和航天员们。

太空旅行最早的困境之一也是最古老的人类文明问题之一：如何处理身体排出的大便？20世纪60年代，航天员们采用的还是最原始的方法：登月和返回时，在屁股上绑收集袋。这是一种低效且不合人意地处理"大自然的召唤"的方法。1969年，阿波罗10号任务中航天员的谈话记录显示，一块不听话的粪便在乘员舱的零重力环境中松脱，航天员不得不用餐巾纸从空中捏住它。

把这些粪便清理掉是另一个棘手的问题。1969~1972年间，6次阿波罗登月任务的航天员在月球上留下了96袋人类大便！现在，美国国家航空航天局的科学家们想把这些粪便带回地球，他们想知道生活在人类大便中的微生物是否还存活，是否变异。

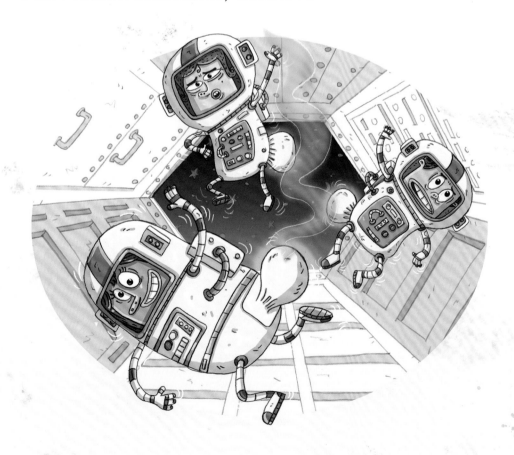

粪便"灯光秀"！

如今，航天员们再也不必在他们的屁股上绑着袋子四处飘浮，或者从空中捏住那些任性的大便了。在空间站里，航天员们把自己绑在一个马桶上，这个马桶里有一个巨大的类似真空的装置，可以把他们的大便吸进一个储存罐里。该罐子最终从大约400千米的高度上绕地球运行的空间站中被抛出，坠落到320千米的大气圈中——在气体厚到足以引起摩擦的地方，让粪便罐摩擦起火，燃烧起来，产生类似流星的强烈火光效果。美国国家航空航天局称，航天员斯科特·凯利在一年的太空生活中，产生了82千克的大便。考虑到流星的平均重量为2克，所以，太空粪便燃烧对地球上的人来说是一个很大的灯光秀！

尽管这种景象可能很美，但美国国家航空航天局支持的研究人员正在研究如何让航天员的粪便更实用：如制成利用微生物发电的设备。一些细菌在分解粪便时会产生电子，科学家们试图将这些电子传导到电路中，产生电力。这样，粪便可以为飞船设备提供动力，如为通信系统、仪器和那些花哨的真空厕所提供电能！

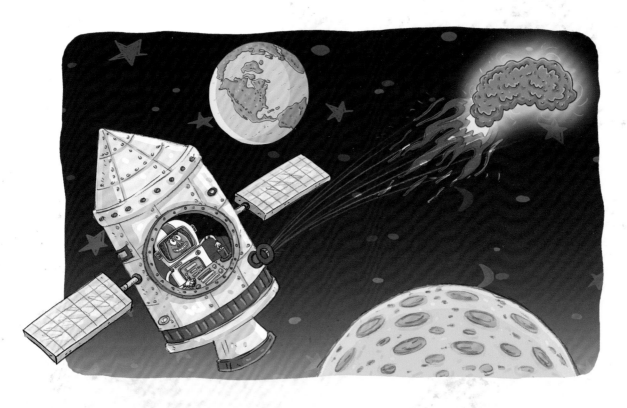

航天员纯净尿液

小便可能不会产生天体奇观，但它是太空飞行的另一个棘手问题。发射任何0.5千克的东西进入太空需要1万美元。一般情况下，一个航天员每天要喝3.8升的水。在室温下，这个体积的水重达3.8千克。这意味着发送一个人一天的饮用水供给——仅仅是一个人的——进入太空就要花大约8万美元。用它乘多名航天员再乘执行任务的天数，你可以算出解决这一棘手问题的代价有多昂贵。此外，这些水还会占据被用来放置研究设备的空间。

为了解决这个问题，美国国家航空航天局的工程师开发了一个将尿液回收并转化为清洁饮用水的系统：当航天员将尿液排入一个与真空装置相连的杯子后，尿液被导入一个旋转的提取蒸气的滚筒中，经过多个过滤器去除杂质后，被加热并注入氧气，以去除剩余的污染物。喝自己的尿听起来可能有点恶心，但根据加拿大航天员克里斯·哈德菲尔德的说法，它们"比你在家里喝的大多数水还要纯净"。

或许在未来某一天，当美食家们厌倦了熊猫屎绿茶和大象粪咖啡，回收的航天员尿液也许将成为下一个轰动一时的奢侈饮料！这谁能说得准呢？

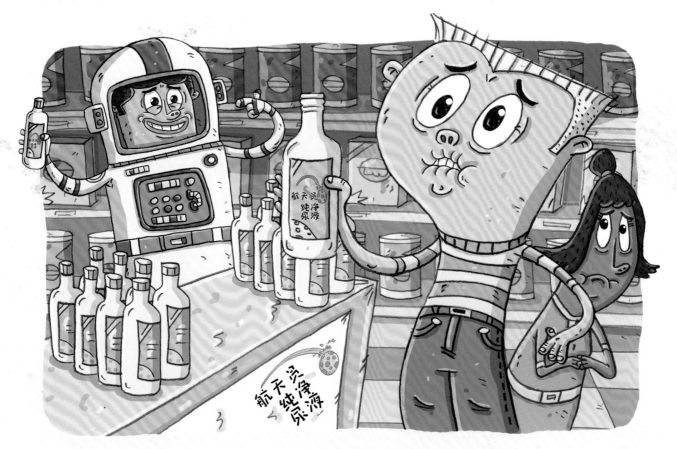

粪便引领未来

无论是蓝鲸制造的两辆公交车大小的粪便云，还是毛毛虫甩出的小块粪便，这些身体排泄物都让人很恶心——但这就是生活。尽管粪便是一个需要处理的恶心问题，但也可能是一种宝贵的资料——它可以告诉我们很多关于健康、关于历史的信息。

当你下次向流星许愿时，请记住，它可能是燃烧的航天员粪便。不过换个角度想，向它许愿也是很恰当的，因为探索宇宙的奥秘是人类自古以来的梦想，粪便可能有一天会帮助人类抵达更遥远的星球！

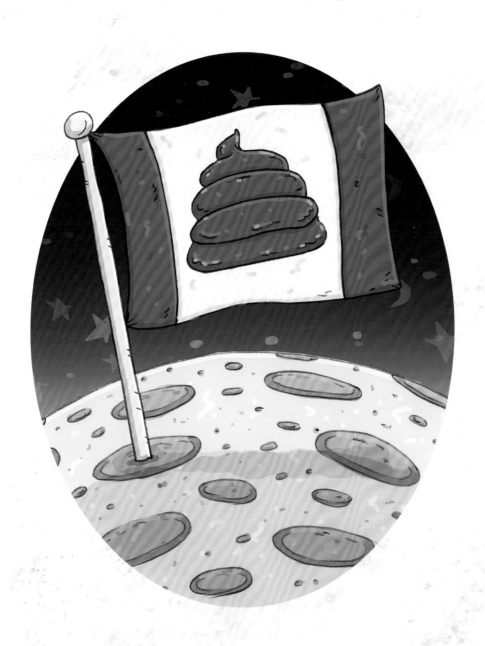

图书在版编目（CIP）数据

粪便的科学真相 / （加）爱德华·凯著；（加）迈克·希尔绘；
凌朝阳译. — 成都：天地出版社, 2024.1
ISBN 978-7-5455-8044-0

Ⅰ.①粪… Ⅱ.①爱… ②迈… ③凌… Ⅲ.①排泄—
人体生理学—儿童读物 Ⅳ.①R334-49

中国版本图书馆CIP数据核字（2023）第240948号

POOPY SCIENCEO

Originally published in English under the title: Poopy Science: Getting to the Bottom of What
Comes Out of Your Bottom
Text © 2022 Edward Kay
lllustrations ©2022 Mike Shiell
Published by permission of Kids Can Press Ltd., Toronto, Ontario, Canada.

著作权登记号　图进字：21-23-308

FENBIAN DE KEXUE ZHENXIANG

粪便的科学真相

出 品 人	陈小雨　杨　政
作　　者	[加]爱德华·凯
绘　　者	[加]迈克·希尔
翻　　译	凌朝阳
监　　制	陈　德
策划编辑	凌朝阳　付九菊
责任编辑	凌朝阳　付九菊
责任校对	杨金原
美术编辑	曾小璐
责任印制	刘　元
营销编辑	李　昂

出版发行	天地出版社 （成都市锦江区三色路238号　邮政编码：610023） （北京市方庄芳群园3区3号　邮政编码：100078）
网　　址	http://www.tiandiph.com
经　　销	新华文轩出版传媒股份有限公司

印　　刷	河北尚唐印刷包装有限公司
版　　次	2024年1月第1版
印　　次	2024年1月第1次印刷
开　　本	889mm×1194mm 1/16
印　　张	3
字　　数	40千
书　　号	ISBN 978-7-5455-8044-0
定　　价	45.00元